（英）诺娜·弗兰格林　著　　　龙梅　译

五行针灸
简明手册

中国中医药出版社
·北　京·

作者简介

诺娜·弗兰格林（Nora Franglen），五行针灸师。生于 1936 年。早年就读于剑桥大学，主修现代语言。中年时期因人生受挫而接受五行针灸治疗，其后内心震撼，矢志学习此术，受教于五行针灸一代宗师华思礼教授，深得其传。数十年来全身心投入五行针灸之实践及传授，有多本著述问世。1995 年于伦敦创办"五行针灸学校"。2011 年经其弟子龙梅女士引荐，在刘力红教授迎请下首赴中国传授五行针灸。至今，先生已受邀十赴中国，依然乐此不疲，不遗余力传授心法，为古老的五行针灸重返并扎根于故土做出了不可或缺的贡献。

译者简介

      龙梅,中医五行针灸师。五行针灸重返故土的搭桥者。1968 年生,1991 年毕业于成都中医药大学,1997 年定居荷兰。多年来一直潜心研习中医,上下求索,直至2008 年在荷兰巧遇五行针灸,从此醉心于此。之后得遇恩师诺娜,深受其教,并促成、协助诺娜赴中国传授五行针灸。曾译《五行针灸指南》(中国中医药出版社出版)。2016 年开始在荷兰传授五行针灸。

内容简介

　　《五行针灸简明手册》为一本针对大众的五行针灸普及读物。

　　本书旨在把"五行针灸"这一特殊针法介绍给大家，使人们了解它的基本原理，并通过书中的一些病案，认识五行针灸的极大益处，继而愿意体验五行针灸，造福于自身健康。"五行针灸"帮助人体恢复平衡，不仅能治疗生理上的症状如头痛、腰痛等，还能调整心理问题，可治疗抑郁症或帮助人们更好地面对各种精神压力，五行针灸因此成为当今治疗多种复杂疾病的一种非常有效的疗法。

　　刘力红教授高度评价五行针灸："从专业的角度，此一针法直取经义，守神为务，是直趋上工之针法。而从大众的角度，若能由此渐明五行，则不但生活工作充满乐趣，自身之调摄亦知从何而入了。"

刘力红序

　　《五行针灸指南》的问世转瞬已逾五年,而作为该书的作者诺娜亦不辞辛劳地十次前来传讲。

　　或因五行的魅力,或因该针法对于身心深邃的作用,抑或是新老五行针灸师们的共同努力,已有越来越多的人关注五行针灸,学习五行针灸,并因此获得身心的疗愈和生命的改变。

　　为了让大家更方便地了解五行针灸这一古老而又新生的面孔,由诺娜原作、龙梅女士翻译的《五行针灸简明手册》将继续由中国中医药出版社出版。

　　因为我的疏忽,使这本简明手册的面世晚了不少时日,在此表示歉意并乐意推荐这本富有意义的手册。

刘力红　丁酉正月于南宁

诺娜序

　　《五行针灸简明手册》的中文版终于要面世了，我非常高兴《五行针灸指南》在中国的读者朋友们有机会能读到我的第二本书，这本书仍然是我亲爱的朋友龙梅翻译的。

　　实际上，《五行针灸简明手册》是我写成并在英国出版的第一本书，因此其在我心中格外亲切。这本书在英国出版多年，一直受到患者、五行针灸师和五行针灸爱好者的喜爱，其简洁明了地对五行针灸做了介绍，让大家看到五行针灸如何与生活在这个世界上的每个人息息相关。

　　希望中国的读者朋友们也如英国的读者一般，能从本书中有所收获。

诺娜　丁酉正月于英国

龙梅序

继《五行针灸指南》一书问世之后，恩师的《五行针灸简明手册》即将与广大中文读者见面了！令人欣喜。

《指南》一书若更偏向于专业者，对五行的描述更偏重诗意，那么《手册》则更为一本针对大众、更接地气的五行针灸普及读物。简明而全面地介绍了这一针灸法门的理论核心、诊疗系统。

本书译稿原本被我遗失，所幸当年发了一份给刘力红老师，因他的"备案"，今日此书方得出版，在此特表感激！

五行针灸回归故土六载有余，因其对生命本质的关注而带来的深刻疗效已日益为人们接受并喜爱。

愿这本小书让五行针灸进入更多人的视野。祝福！

龙梅 丁酉正月于荷兰

　　《五行针灸简明手册》的中文版终于要面世了，我非常
高兴《五行针灸指南》在中国的读者朋友们有机会能读到
我的第二本书，这本书仍然是我亲爱的朋友龙梅翻译的。

　　实际上，《五行针灸简明手册》是我写成并在英国出版
的第一本书，因此其在我心中格外亲切。这本书在英国出
版多年，一直受到患者、五行针灸师和五行针灸爱好者的
喜爱，其简洁明了地对五行针灸做了介绍，让大家了解五
行针灸如何与生活在这个世界上的每个人息息相关。

　　希望中国的读者朋友们也如英国的读者一般，能从
本书有所收获。

前言

各种针灸流派的理论基础皆源于中国古人的发现，即当针刺入人体皮下的某些穴位，能影响人的健康。这本小册子专门介绍针灸中的一个特殊流派——五行针灸。

五行针灸有其完整的理论体系，本书将会全面地介绍。五行针灸使用与其他针灸流派相同的经络图，目的也是同一个——恢复健康。

中国古人把五行看作自然之造化力，其作用于人之五脏六腑，所有疾病都是五行失去平衡，导致脏腑气机失和而引起的。治疗则是调整不平衡状态——通过针灸针刺入那些与脏腑相关的特定穴位来实现。

值得一提的是，五行针灸帮助人体恢复平衡，不仅能治疗生理上的症状如头痛、腰痛等，还能调整心理问题，可治疗抑郁症或帮助人们更好地面对各种精神压力，五行针灸因此成为当今治疗多种复杂疾病的一种非常有效的疗法。

这本小书旨在把五行针灸这一特殊针法介绍给大家，使人们了解它的基本原理，并通过书中的一些病案，认识五行针灸的极大益处，继而愿意体验五行针灸，造福于自身健康。

目录

五行针灸
简明手册

第一章

中医的哲学基础

　　根据中国古代的哲学思想,万事万物皆是"道"的体现。道,永恒而无尽,还代表混沌未开的宇宙,万物皆从中诞生,而生命终结时又复归于此。任何个体事物皆是全体的一个展现。

　　世界源于道,而道包含对立与互补两方面——即阴阳。阴阳化生天地万物,可代表事物的对立两面:寒热、日月、昼夜、凸凹、黑白、上下、表里、雄雌等。

　　下面这个著名的符号代表了阴阳内在的相互依存关系。

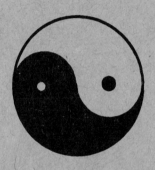

接下来，阴阳又分为五行。五行可被看成是一年四季冬去春来的变化过程，以及一个人从童年到老年的过程。在人体，五行化生我们的脏腑，心、肝、脾、肺、肾等都是五行作用的结果，在自然界，春夏亦是五行的显现。五行的具体描述详见第六、十六、十七、十八、十九和二十章。

"黄帝问于岐伯曰：余子万民，养百姓，而收其租税。余哀其不给，而属有疾病。余欲勿使被毒药，无用砭石，欲以微针通其经脉，调其血气，营其逆顺出入之会。令可传于后世，必明为之法。令终而不灭，久而不绝，易用难忘。为之经纪，异其章，别其表里，为之终始，令各有形，先立针经。"

——《灵枢·九针十二原第一》

第二章

针灸是什么

　　针指使用细针刺入皮肤,针灸针所刺入的是表皮以下的穴位,这些穴位分布在经络上,而经络是人体气机运行的通道,散布全身。

　　人身就是一个小宇宙,有山川有海洋,有河流有峡谷。皮肤腠理在表,脏腑藏匿于里。表里之间由经络相连,正如河流深入大地之下,收集地球内部的藏水。穴位即沿着这些经络分布,是针灸施术的部位,即(针灸)腧穴。

　　从经络图上可以看到,有一条线(经脉)从脚拇趾连到眼,而另一条从手指一直到肩。经线上有很多小点,这些小点即针灸穴位,是针灸针刺入的部位。现代针灸师所使用的穴位在中国已使用了数千年。这样悠久的历史传承意味着中医在几千年的发展过程中对疾病与健康的认识不断成熟丰富,同时也证明针灸之所以存续了这么久,是由于其实实在在的疗效。

渗透到人体各个细胞的经络系统犹如以心脏为中心的中央暖气系统,身体各器官相当于散热片,经络则是供热的管道,将心脏泵出的热能输送至各器官及全身各部位。经络系统有点像一个隐蔽的血管网,训练有素的针灸师不仅能眼观,手指亦能感觉其于体表的循行。

针灸的理论源于中国古人对天地、生命的认识,与西方的观念全然不同。它源于"天人合一"的思想,认为人顺应天地(自然)则健康,破坏与天地的和谐则疾病丛生。与天地不相应可由外因引起,如污染、干旱或贫困等;亦可由内因引起,如恋爱受挫、在学校受欺负或工作不称心等。针灸的目的在于帮助人体重新恢复平衡。针刺可使经气流通,如同水暖工通过中央暖气系统调整水流一样。与皮下注射针不同的是,针灸针刺入人体时不注入任何物质,而是通过针刺促使患者自身的气机恢复平衡。

一般来说,好的针灸治疗应该是以最少的穴位来达到疗效的,因此针灸应是对人体干预最少的一种疗法。我们可把疾病看成是患者对自身的健康失去控制,针灸的目的在于帮助其恢复控制力,因此,针灸属于自然疗法,目的是帮助患者恢复其自愈力。

第三章

针灸怎样治病

　　针灸针为主要的治疗工具,有大小和形状的不同。过去人们使用金制、银制或铜制的针具,现在则使用不锈钢针,且多为一次性的。

　　不同的针灸流派进针的手法不同,针刺时采用不同的方式刺激穴位,留针时长也不尽相同。一些针灸师只针刺不留针,出针前微微旋转针身,或者视病情需要留针一定时间;也有的根据患者脉象情况短暂留针。每个穴位基本都有一个较公认的进针深度。

　　针灸针很细,完全不同于我们在医院看到的注射针。

娴熟的针灸师操作时,患者一般不会有针刺感(即针刺入表皮的瞬间),但会有得气感。这是穴位受到刺激的反应,有可能是胀麻感,也有可能是痛感,但只持续数秒钟。留针时,患者不会感到疼痛。

患者是否感觉疼痛并不与进针深度呈正比。有时位于浅表的穴位可能比深部的穴位更易有疼痛感。

有些情况下,针刺之前在该穴位施以艾灸可提高疗效。在五行针灸中,我们将艾绒搓成极小的艾炷,直接在穴位上施灸。当患者感觉温热时,立即将艾炷移开。

每个针灸穴位皆有一定的施灸壮数(如3~11壮)。灸法本身为一独立疗法,某些穴位只能施灸而不能针刺;也有一些情况,可能禁用灸法;有些情况不宜施灸(如高血压),对低血压或正常血压者灸法甚好。

在穴位上施针与灸的目的皆在于推动经气运行,使机体恢复平衡与健康。具体怎样达到这样一个目的,在后面的章节中将有更多介绍。

针灸针刺入不同穴位有不同目的,可以增强、推动气血的运行,亦可舒缓过盛的经气,还可疏通经脉之间的阻滞,就像是打开水闸使河水得以灌溉下游干旱的农田。

疼痛的部位不一定是进针处,虽然有时会在疼痛处进针。"不通则痛",经气畅通是健康的标志。疼痛的原因可能远离疼痛部位,就像水坝下游的土地遭受干旱,是因为上游的水被蓄积拦挡。

例如头痛,从经络图上可以看到有不同经脉循行至头部,有一条经脉起于手指而终于鼻旁,另一条则起于眼睛下面终于脚趾。如果我们诊断前者经气不通,则针手上的穴位来治头痛;如果是后者经脉问题,则可能针脚上的穴位来治头痛。

在后面的章节中,我们会讲到针灸师是如何进行治疗和选穴的。上面所举的头痛例子说明,头痛部位并不能决定针刺部位,而穿过疼痛区域的经脉,其循行方向和功能对治疗更具有决定性的作用。

不同的人会出现同样部位的疼痛,这很可能是由于不同原因导致的,故治疗当因人而异。后面章节中我们会讨论如何因人施治。

下一章我们会介绍五行针灸怎样帮助人们应对生活压力所带来的困扰。

第四章

人生命的三个层面：身、意、神

　　为正确理解中医的精神，我们需要仔细研究构成人生命的三个层面。

　　就拿读者您作为例子吧！此刻您的手拿着这本书，眼睛正在扫读文字。眼和手属于"身"。眼睛把读到的信息发送至大脑，经过思考而知其意，这便是"意"（思维）的层面。最后，当您开始把书中所写，尤其那些触动你情感的东西与自己的生活经历相联系时，便会触动生命最深的那一面，即精神——"神"的层面。

　　当我们聆听优美的音乐，或欣赏夕阳晚霞，内心深处被触动的那个东西便是我们的"神"。事实就是这样：首先是我们生理的耳听到音乐，生理的眼睛看到落日晚霞，但内心深处有某种东西被唤醒了。

当我们处于平衡状态、身体健康时，身（体）、意（识）、（精）神三者协调运转，我们的身体活动自如，头脑思维清晰，情绪情感生活与环境相宜。当遇到超负荷压力与紧张时，平衡被打破，失衡就会出现在身、意、神的任何一个层面。

比如，我们准备考试时，可能会用脑过度；跑马拉松会耗费体力；如果生活在一个不和谐的家庭中，会精神紧张。显然，身体、意识和精神三者不可分离地联系在一起。众所周知，我们不可能身体出去散步，而把思想意识留在办公桌上。

人的身体和内心世界都极其复杂，能创造出最美的艺术，设计出最复杂的程序。然而我们得为这份复杂付出高昂代价。正如赛车比简单的拖拉机更易抛锚，因此高度进化的人类比蜗牛更易生病。一旦组成我们生命的其中一个或两个方面出现异常，就会导致其他方面承受更多压力。如果不能及时得到治疗，就会波及生命的三个层面，直至最后彻底失衡。

其后果可能类似下面的情形：一个人觉得上司对自己不公正（思想上有压力），每到星期天晚上，一想到第二天要上班就不开心，继而出现偏头痛（身体的劳累加上精神不愉快）。如此连续几周下来，压力越来越大，开始失眠，对子女发脾气，感到自己完全不能应付周围的一切（此时压力转至精神方面，外加思想和身体压力），以致基本上不能正常工作。而老板因他业务差、举止失常而炒他鱿鱼。这时，已很难判断是哪一部分失衡，因为三方面全都不能正常运行了。

当这样一个患者来接受针灸治疗，最初可能只是为了解决一些身体上的不适，如失眠、头痛等。而当针灸针刺入患者身体的不同部位时，会照顾到全部三个层面的失衡，这些穴位也会帮助患者在三个层面恢复健康与平衡。

第五章

五行针灸能治什么病

　　如果问患者为什么要接受针灸治疗,大多数人通常会说因为身体某个地方不舒服,因为他们认为针灸也像西医那样是治疗身体的(生理)问题。所以当五行针灸师不仅关注他们的症状,更关心他们的生活状况,询问了解他们面对生活中各种压力的情形时,患者往往会感到意外。

　　中医强调形神合一,人之所以生病不是因为单纯的物理因素(外因)或精神因素。如果我们身体的某个部位不舒服,会或轻或重地影响到其他部位。中医还认为长期的精神压力,如离婚等,对人的健康影响更大,往往更易使人生病。同样,身体上的不适,如严重的偏头痛,也会使我们情绪低落,难以胜任工作。

由于五行针灸认识到人生命的不同层面之间有内在的联系,其治疗绝不仅仅只针对一个层面,而是根据患者的具体情况而定。理论上讲,生理或心理上的任何不平衡,五行针灸都能治疗。但在临床上,有些情况的治疗效果可能欠佳,或者因病情笃重而难以挽回。但即使是无法挽救的情况,五行针灸不仅能减轻病痛,还能帮助患者更好地去面对。

就我个人而言,我从来不会对患者说我帮不了她。我总是说,我会尽最大的努力,希望她经过治疗,能感受到一些变化和效果。

因为五行针灸能使人更好地应对生活压力,因此患者完全感觉不到治疗效果的情况极少。不过疗效的差异会很大,有可能是症状完全消失,抑或是疼痛暂时缓解,也可能是身心感觉非常舒适。

治疗效果不理想有诸多因素,可能是病情太重,或患者一直处于持续的精神压力之下,也可能是因为烟抽得很凶或酗酒,这些都会降低或抵消治疗的效果。健康的生活方式,劳逸结合,饮食、起居等因素也都会影响疗效。另外,患者是否愿意同医生配合、努力改变不良生活方式等也会对疗效产生影响。

治疗需要多长时间?

为了获得比较全面的诊断,五行针灸师与患者初次见面的谈话时间都比较长,通常需要两个小时左右。很可能下次见面才能做第一次治疗,治疗时间大约两小时。此后的治疗,每次大概需要一个小时。

见效的速度因人而异。有些人可能渐渐起效,因为每次治疗都让其正气得到培补;而有些人可能立刻见效。患者需要告诉医生他们两次治疗之间的反应,五行针灸师根据患者反映的情况及自己对患者的感觉确定下一次治疗方案。开始时治疗一般1周1次,持续8~10次。如果是病情严重的患者,治疗则应频繁些。

一旦患者感觉好转,并且稳定数周,治疗频度可由1周1次改为两周1次,继而1个月1次。有时,尽管患者觉得健康状况大为改善,在遇到工作或家庭压力时,他们可能还是愿意来做一下治疗。在季节交替的时期,人们也可能需要做些治疗帮助其更好地适应气候的变化。

下图是患者接受治疗后的状态变化图:

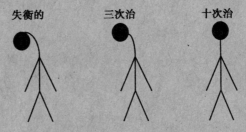

失衡的　　　　三次治　　　　十次治

每次的治疗都会让患者的气血更平衡一些,但这一过程常常要同原来的疾病状态抗争。众所周知,疾病非朝夕能解决。我们的身体陷在病态中,就像我们明知自己的坏习惯却很难改正,气血需要从疾病状态重新调整到已经陌生的健康状态,因此开始时需要比较频繁的治疗。

治疗期间,医生与患者建立起一种合作关系。针灸师通过自己的医术帮助患者恢复健康,患者则谨遵医嘱,配合治疗,如少喝咖啡、饮食有度等,逐步改变其不健康的生活方式。

这种合作关系非常密切。患者会一直找同一位针灸师施治,直到希望换一位医生,或是停止治疗。针灸师则一直帮助患者做必要的改变,给予鼓励和支持。

治疗需要针灸师和患者双方的共同努力。当患者感觉好转,事情就开始发生变化。人们可能对一些事情的看法相应改变,患者也许会感到有点难以适应这些变化。例如,我们可能会发现自己的工作或某些人际关系阻碍自己的健康快乐,因而决心改变,走自己该走的路。

当一个人失衡时,可能意识不到最大的压力来自何处,因为一切都让人感觉沉重。而失衡一旦有所改善,人就会对生活有一个更清晰的认识,从而意识到改变的必要。比如,当认识到严重的颈项痛是因工作负担过重而起,人们便有可能去调整自己的工作。

案例

　　我的一位患者,自从当上一家电话公司的客户投诉经理以来,就开始失眠。针灸治疗使他意识到自己是多么痛恨成天跟那些愤怒的消费者打交道。他因而要求在公司内部调换工作岗位。他做出要更换工作的决定后,睡眠马上就有所改善。这种情况下,如果他继续原来的高压工作,治疗可能就不会有太大的效果,因为任何一点治疗效果都可能会被第二天遇到的烦恼抵消。他因此必须做出选择:是换工作,还是为了保住饭碗不惜付出失眠的代价。

　　在逐渐恢复健康的过程中,人们常常面临选择。很多时候,做出选择是不容易的,因为我们通常更愿意待在一个熟悉的、哪怕是不健康的圈子里,而不敢贸然进入一个更陌生的世界。此时,患者最需要针灸师的支持,帮助他认识到自己需要改变,并协助其改变。

第六章

五行

五行，即木、火、土、金、水。

这些字眼都是我们日常生活中常常用到、听到的。例如，我们坐在公园的木长凳上；当我们点燃蜡烛，看到火苗；为种下小苗，我们挖开泥土；我们用刀子切开面包；沐浴时，我们用水洗涤身上的污垢。

五行还代表万事万物的循环往复——生、长、化、收、藏。每一行象征着整个循环中一个环节。

木代表开始，如幼芽

火代表成长、成熟，如花朵

土代表果实、丰收

金代表丰收后吸取的精华

水代表收藏、休息，等待种子重新发芽

为了理解五行，需要我们从观察大自然入手：幼芽、花朵、收获、种子等。四季的更替也显示了五行的循环不息。而树则把生命的循环以年轮刻在树干上。

木、火、土、金、水这些熟悉的字眼，体现在日常生活的方方面面，但五行其实有着深邃的哲学内涵，它包含了生命的全部过程，从诞生到终结。一天、一年和一生的不同阶段，都可以用五行来表示。维持我们生命的身体功能的节律运转可以用五行来表示，人体各器官亦是五行（运转）的象征。五行代表了万事万物的生灭过程，包括四季的变化及人体的变化。

五行代表着生命的不同阶段，同时也造就生命——造就我们的器官，造就我们的才智。由于五行在每个人身上的独特组合，造就了独一无二的个体。

五行之间有相生相克的关系，如木能生火，故木为火之母；火能生土，故火为土之母；而土能生金，金生水，水又生木，如此循环不断，正如冬引出春，春引出夏……相克则是指五行之间的制约关系：木克土（土壤需要植物的根来防止流失），火克金（金能成器需要火之锻铸），水克火（火势蔓延需要水来扑灭）。相克如果过度可产生破坏性，水能害火（洪水能吞没光明），或土害水（淤泥阻碍河

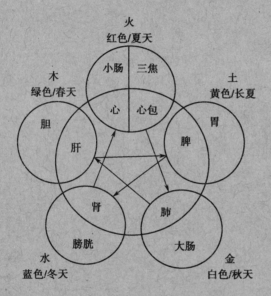

道),或金害木(斧子砍伐树木)。

　　每一行都受制于其他各行,任何一行都不能独自存在,其作用总是被它左右的一行缓解或增强。正像一个紧密团结的家庭,五行的任何一名成员如果只顾自己则一定伤及其他成员。所谓健康状态是指每一行都有自己生长所需的空间,同时又能在需要时去支持其他行或得到其他行的援助。而疾病状态则指五行中的一行只顾自己,而无暇或不愿顾及其他各行的需求,如心伤及肝,或肺伤及肾,最终使整个循环受损而失衡。

　　病情笃重甚至死亡的情形是由于五行完全处于混乱状态。比如,脾功能失常,导致肾衰竭,最后致心衰而亡。这就是西医所说的多器官衰竭致死。

第七章

五行的相关性

　　五行以各种各样的方式展现出来，在自然界，一行对应一个季节。生活的各个方面都有五行，一日内的不同时段、不同的食物等，皆对应不同之五行。在治疗中我们常用到的五行相关方面主要有：

- 一日内的不同时段
- 身体之不同脏器
- 十二经络
- 十二正经之穴位
- 情志

- 皮肤颜色

- 声音

- 身体气味

五行针灸最重要的诊断依据乃上述之最后四点，即：情志、颜色、声音和气味。因为五行通过我们的身体表现出来，使我们有某种情绪偏向，皮肤呈现某种颜色，带有某种特定的声音，身体散发出特殊的气味。这些信息是五行针灸师用以判断患者健康状况的重要指标。

这四方面的信息能帮助医生判断一个人是否健康。如果五行在我们体内和谐相处，其表现为：一个人能正确面对生活压力，能适应季节之变更、一日之变更（与自然保持同步）；五行所对应之各脏腑亦能正常运作；流行于各经脉（皆与五行对应）之经气能输布至全身各处；与之对应的声音、颜色皆和谐地呈现出各自的特点。

而疾病状态下，五行对压力有不恰当的反应。当其中一行开始显示不安，它所对应的情志亦相应地显示出不安，因而一个人会有不恰当的情绪出现或变得不可理喻。例如，应当笑时反而哭起来；对我们亲近的人大发脾气。与五行对应之颜色、声音、气味都会显示出它们正失去平衡。

第八章

素体一行

为什么五行针灸别具魅力？因为其治疗和诊断完全基于对人性的理解，认为五行在人体内的特定组合造就每一个独特的个体。中医学认为，人是五行的特殊组合体，这一认识相当于西医的基因学说。

每个人都带有五行的独特印记，而其中一行占主导地位，这就是我们的素体五行，我则更愿称其为护持一行。它赋予我们某种人生态度，使一些人严肃而内向，而另一些人则外向而活泼。还使我们的皮肤带有某种颜色，身体散发某种气味，声音带有某种音质。它还左右我们对人对事的态度（情绪）。有的人能乐观看待困难，而另一些人面对同样问题时可能觉得无法承受，皆与其五行组合不同有关。

决定我们体质的素体（护持）一行使我们有各自的需要。木为主者需要有计划地行动；火为主者需要有人与之沟通相伴；土为主者需要去奉养支持他人，同时又需要得到他人的奉养和支持作为回报；金为主者需要他人的尊重，自身生命要有价值；水为主者则需要安全感。

关于人的素体一行是先天还是后天的问题，一直存在不少争论。不过一个人的五行"类型"在离开母腹前应该就已经定下来了。从电视上看到的六胞胎，确实表现出五种不同的体质类型，而他们都是剖腹产，前后相差不过几分钟，都没有比自己的兄弟姊妹受更多的创伤。而母亲描述其中一个"很容易生气"，另一个"总是很开心"，还有一个则"喜欢照顾别人"——显然每个孩子都很不相同。我们可以说第一个的素体一行是木，第二个是火，第三个则是土。

就五行针灸而言，素体一行是判断患者健康与否的重要依据。

很多其他的传统医学体系也使用素体（体质）这个概念。几个世纪以前，英国人将其称为体液学说。所有不同的医疗体系，都认为人的不同体质（类型）由构成体液的元素决定，并相信构成人体质的元素之一是导致疾病的根本原因。在 17 世纪的英国,医生可能诊断你为"多血质"(易怒型)或者"黏液质"(多痰型),而中医则以五行代替体液类型。

现代心理学也认为,人的性格有不同类型,如内向型和外向型,中医和其他传统医学则认为,这些不同类型只是五行的不同表现。中医治病基于这样一个认识:人与人之间存在体质差异。

强调体质因素的医学认为,一个人的体质决定了他易得什么病,而五行针灸师的理念是必须先了解患者,才能为其治疗。也就是说,并非这个人患上高血压病,而是构成该患者身体素质的原素出现失调,而导致高血压。

所以,如果治疗高血压,必须先认识这个人的素体情况。因此,五行针灸师的任务不是去发现这个人得了什么病,而是去了解患此病的是一个什么样的人,其对患者的诊断重心完全不同于西医。接下来的治疗也是因人而异的,两个同样患高血压的人由于体质不同(主导一行不同),治疗因而各异。

每个人都有一个决定自身体质的五行(主导一行),而其他几行同样也会发挥作用并影响到主导一行,因此表现出人的多样性。我们之所以如此而非彼,是由于这个独特的五行组合。就像对某人而言,土行最重要,木行虽重要但次之,余依此类推。

一个以土行为主导的人,土映在皮肤上的黄色可因木而带点绿意,因金而带点白。而另一个以火为主导者,皮肤的红色可能因为金带点白,因水而泛点蓝。情志和气味方面也会因不同的五行组合表现出来,如火的喜悦可能因为带有较强的土而富有同情意味;木的愤怒可能因所带的金而更厉害,也可能因其中的火而缓和一些。

第九章

五行针灸师对健康与疾病的认识

——与道相合

　　中国哲学和中医无不以这样一个理念为出发点,即天人合一、道法自然。任何疾病都是逆天地之道的结果。根据这样一种哲学观,想要健康生活就在于是否能顺应自然、与道相合。

　　人乃天地所生,大自然供给人类生存所需的一切,在古代中国,这点毫无疑问。不过在当今世界,就不一定是这样了,污染严重、全球变暖,良田受到洪涝灾害以及沙漠化的威胁。但有一点需要特别指出的是:毫无疑问,人类正在自食其果,由于违反自然之道,出现了越来越多的药物副反应和环境污染导致的人为疾病,这好比是自断命根。如果希望生命持续,必须学会顺应自然,而五行针灸就能帮助人更好地跟随大自然的节律。

人能否保持健康,能否与天地自然之道相合取决于很多因素,其中一些是我们所能够把握的,而在过度失衡的情况下,就需要外力帮助恢复。

人所能把握的因素有:

- 食健康、自然生长的食物

- 食当季食物

- 食当地生长的食物

- 饮水适量

- 勿过度饮酒

- 勿过量饮咖啡或茶

- 勿使用兴奋剂

- 勿滥用药物

- 劳累时休息

- 勿使身体、精神过劳

- 不要忽略身体的不适

- 学会回避压力过大的环境

- 学会正常面对工作生活的负担

- 学会平衡自身需要以及他人对我们的需求

- 处于紧张压力之下时,有改变现状的勇气

- 最后,有勇气做真实的自己,同时还应接受他人有

同样的权力

　　我们不能控制的因素：

- 环境因素

- 污染

- 死亡

- 他人的行为

　　从五行针灸的角度，任何过度的紧张和压力都会影响到人体五行的正常运行，损害五行的功能。

　　一个健康人其五行在体内和谐相处，各器官皆能正常运行。例如，如果一个人的肝（木）、肾（水）、心（火）、肺（金）以及脾（土）都正常，那他算一个平人，即健康人。当其中一行与其相关脏腑不能正常运行时，人则转入不平即偏的状态，各行之间原来顺畅流动的气血不再通畅，这就是疾病状态。

　　当五行中的一行出现问题，其他各行会联合起来尽力去帮助那一行，正如家中某个子女压力大时，全家都会去尽力帮助。在疾病早期，患者还没有诸如头痛或其他不适等明显症状，但一个有经验的五行针灸师，已能看出脏腑功能渐渐失常的征象。在后面的章节中，我们将讨论这些征象在身体上的表现，以及如何将之用于诊断。

　　如果人们长期处于压力和紧张之下，超出承受能力，最后很可能无法自己走出来，这时就不得不求助于外援，以恢复平衡。

　　求助外援有不同方法，可以找心理医生或咨询师，或看西医、中医，也可向五行针灸师求助。

第十章

如何诊断

　　前面已经提到，一个五行针灸师所关注的首先必须是这个患者，而不是急于发现他得了什么病。

　　在进行治疗前，我们必须尽可能地了解这个患者：他的生活态度是什么？有什么希望或担忧？什么样的困扰使其来求治？生理上的还是精神上的？我们要创造机会以便判断五行在患者身上的状态及其主导一行是什么。

　　了解这些情况需要时间，因此初诊往往需要一两个小时。

　　我们想了解患者的哪些情况呢？首先要了解他（她）

是什么样的人，早年有怎样的生活经历，如何使其成为现在的样子？如果他（她）因内心痛苦而来，是什么使其痛苦？始于何时？为什么他（她）感到难以承受？是因为这种痛苦勾起他（她）从前的不愉快经历吗？是否还生活在过去的阴影中？有没有爱人或对象？结婚多长时间，感情好吗？过去得过什么病？现在感觉哪里不好，始于何时？接受过什么治疗？如果有服药情况，服的什么药？剂量多少？服了多长时间？

自出生以来（有时甚至要问出生之前母亲怀孕的情况，父母是否想要这个孩子等）其健康情况如何？嗜烟酒吗？能正常照顾好自己的饮食起居吗？穿戴整洁吗？对我们的提问能直言回答吗？还是心有戒备不肯多说？如果是这样，我们怎么去得到她的信任呢？

我们不仅仅要听患者所讲的内容，还要倾听患者怎么讲，哪些是她所强调的重要的东西。我们要听她讲话的声音，尤其要注意讲到最触动她感情的事情时的表情，此时主导一行表现得最清楚。

患者讲话时，我们还要细心观察：能看到五行中的哪种颜色？当她动感情时，这种颜色会变吗？是不是健康的颜色？

我们还要去闻她身上散发的气味，尤其当她情绪激动时，身体器官会发出最强烈的信号。如果一个人忽然非常愤怒地谈起自己的配偶，我们能闻到一种愤怒时特有的气味,它由木所主的脏腑发出。

有了以上信息,还要进行一些检查,包括查脉、对身体进行一些触诊等,检查身体有无结构上的异常,比如脊柱情况、瘢痕及肌肉之紧张度、指甲头发的情况等。

利用检查身体这个机会,可以观察患者对身体接触的反应,这里面含有很多信息。我们摸脉时,她是紧紧握住我们的手,表示她需要我们的支持?还是她想缩回自己的手,表示她很敏感脆弱或者有怒气?

上面我们讲到以各种不同的方式来判断患者的五行。

而每一行的失衡会以不同的方式显示出来。例如土,往往其失衡的第一个标志是颜色的变化:脸上现出一种不健康的黄色,或者声音中带有太夸张的唱腔。患者可能感到比往常更需要得到他人的同情,特别想得到别人的关心,而平时都很独立。这是土的情志——同情心失衡的标志。

当一行失衡时,由这一行主导的脏腑就开始发出信号,表现为颜色、声音、气味和情绪的变化。例如,当木行失衡时,它所主的肝胆二官便把这个信号传递到皮肤表面,使皮肤泛绿,还使人提高嗓门而带吼声,身体散发出一种较强的酸味,动辄生气。

所有这些信息都表明木之一行失衡了,这就构成了五行针灸师诊断的一部分。例如,患者出现黄疸症状,西医会认为系肝胆问题导致,而中医也认为这是肝(木行)失衡导致的,其从气味、声音和情绪方面都有相应表现。

当患者来求治,五行针灸师就要观察她的各行是否平衡。

木平衡吗?是否能较好地制定计划以及做决定?是否无故生气?肤色带绿吗?

火平衡吗?是否很易受伤害?不敢谈恋爱?皮肤苍白缺乏血色?笑起来时声音能高上去吗?

土平衡吗?能否正常照顾好自己和他人?注意饮食吗?能消化吸收各种信息吗?还是满脑子思绪纷繁?身上的味道正常吗?肤色是否是健康的黄?

金平衡吗?过去的事情能放下吗?比如过去的恋人,或者对父母的怨恨?是否便秘?呼吸顺畅吗?

水平衡吗?患者的行为是否显得很有信心?能感觉到她的不安和害怕吗?有毅力吗?皮肤泛着一种健康的蓝色吗?声音有些吞吞吐吐还是很单调没有起伏?

最后我们要把所有观察到的信息综合起来判断哪一行是患者的主导一行,即她的素体一行。

同患者的初次接触中,我们的一部分疑问能得到回答,但还要花上一段时间才会渐渐相互适应,医患关系越来越融洽。同患者的关系对治疗结果十分关键,因为如果我们没有真正地深入了解患者,体会其苦衷,就不可能真正懂得她。她会躲避我们,会觉察我们并不理解她,而感到不自在。如果对她的需要不够敏感，可能会误解或忽略患者发出的身体和情志方面的各种信号。

　　只要治疗还在进行，诊断就没有结束，因为她下次来时跟上一次相比一定有些变化。我们希望她变得更自在一点，更接近自己的本来面目一些，更适应环境一些。每次来时，我们都得用新的眼光看她，就像重新再做一次诊断，判断她体内各行的状态，判断上次治疗的效果。这种动态的诊断是每次成功治疗的保证。

第十一章

五行与季节的联系

　　理解五行最简单的方法之一是在日常生活中观察它们,最形象的表现是四季:

　　　　木对应的季节是春

　　　　火对应的季节是夏

　　　　土对应的季节是长夏

　　　　金对应的季节是秋

　　　　水对应的季节是冬

　　仔细研究每个季节的特点能使我们更好地理解与之相应的每一行。

季节对人的健康有直接影响,因为自然界中的五行会直接影响到人体的五行。大自然年复一年的变更亦是人身体变化的一面镜子。大自然发生的一切都会影响到每个人。有些人可能认为暖气和空调可以保护我们不受外界气候影响,但实验表明,无论在户内还是户外,人体血液在脉管内的流动都受月亮的影响。太阳光照带给地球的温暖,使人体的某一部分与之相应,这一部分为火行所主;而冬季之寒会引发人体内的水行与之相应。

我们期望每个季节不失其特色,勿太过与不及。如夏季炎热但非酷热难耐,较春、秋两季稍干一些(译者注:英国气候),亦非太干燥,这样花蕾可以盛开。而夏季不热或雨水太多,会导致花朵不能绽放,或农作物受涝;如果夏天不能如期而至,大自然会受到打击,秋天就会没有收获。

五行针灸师会对患者提到的一个问题是:在哪个季节他们感觉最好?不喜欢哪个季节?患者的回答非常重要,反映了每个人对季节变化的感受全然不同,一个人可能觉得秋天很可怕,而另一个人则觉得秋天十分舒服,因为炎热的夏天总算结束了。

在西方,人体对季节的不同反应还未引起重视,但对五行针灸师而言,这非常重要。如果一个患者觉得冬天很难熬,而极喜欢春天,这就告诉我们他身体内水行与木行的某种信息。同样重要的是患者对季节好恶的转变,如果患者说他越来越不愿出门晒太阳,我们应想到这个人的火(行)是否出问题了。

患者对季节变化的反应与其身体状况有直接联系。平衡时,体内的五行能与季节变化合拍,我们因此能享受四季的不同特色。水(行)令我们喜欢冬的寒冷,火令我们喜欢夏的炎热。如果厌恶冬夏,表明体内的水火二行有某些问题。任何对事物明显的厌恶情绪都是一个警示信号,我们必须找出这种情绪开始的时间和原因,这也是五行针灸诊断的一部分。

了解这种喜恶感起于何时对诊断非常重要,应当了解当时患者的生活状况。一定是发生了什么给水(行)和火带来了压力,从而使先前能耐寒暑的患者现在不耐寒暑。在后文中我们还会谈到,导致失衡的压力可来自身心两方面,可能是因为失业或失去亲人,或是在芬兰住了一年(译者注:芬兰因地处北欧,冬季漫长而寒冷,且白昼甚短,易令人抑郁)。无论是心理还是身体方面的改变都会影响其对寒暑的适应力。

第十二章

中医的脉诊

脉诊是中医诊病的一个重要部分，与西医检查桡动脉的搏动完全不同。五行针灸重视脉诊，是诊治不可缺少的部分。取双侧桡动脉，每部脉分沉浮，有其相对应的脏腑。五行针灸脉象所候脏腑主要依据《难经》的脉象定位，如下图所示。

脉诊是一项非常细腻精巧的技艺，需要多年实践。一个五行针灸新手也要经过多年训练才能读懂脉象给出的信息。一名富有经验的五行针灸师，能从脉象了解每一脏腑的健康状况。比如，他能从脉象了解经脉之间有

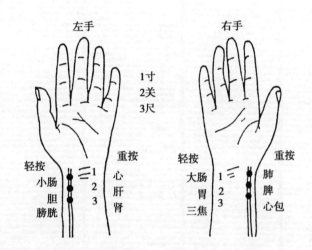

无阻滞,经气是否畅通,或心气、大肠之气的强弱等。

　　五行针灸师在诊治前后都要做脉象记录。治疗开始时要把一次脉,在治疗的过程中也要频繁把脉。绝大部分情况下,患者的脉象在治疗后都有变化,脉象记录不仅能反映治疗带来的变化,还有助于制定下次治疗方案。

第十三章

十二时辰与流注

正如五行与四季相应，五行还与每日的不同时辰相应。

五行的运行是一个循环往复的过程，一日之内亦循环不已，因此一天之中的一部分时段与木相关，另一部分与土相关，依此类推。

五行所主的每一对脏腑在一昼夜 24 小时当中有 4 小时"当班"（火有君相之分，故对应两对脏腑，共主 8 小时），表示在此时辰内，（流注于）该脏腑的经气最旺盛，而在与此时辰相对的 12 小时之后，其经气最弱。例如，胃和脾(土)经气最盛于上午7~11点,最弱于晚上7~11点。肺与大肠最旺于凌晨3~7点,最弱于下午3~7点。

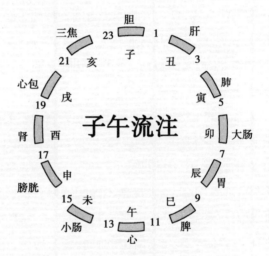

此即时辰与流注,在五行针灸中我们使用它来判断五行之间的平衡。如果患者诉其夜间1点(肝的流注时开始)惊醒,3点(肝流注时结束进入肺的流注)之后才能再入睡,这个信息对诊断来说非常重要。

中医认为,肝(木行所主)主谋略,主制定计划。我们需要了解这段时间该患者是否觉得有些事情难以安排?这是否是她半夜1点醒来的原因?是否在考虑该怎么装修房子,或去哪儿度假?是否在为这些事纠结,以致她的肝在经气最旺之时感觉吃力而令她醒来?因为当时辰进入下一段时,她才能再入睡。

同样道理,如果患者有肠胃问题:饭后胃脘饱胀,或极度嗜甜,这可能与其进食时间不对有关。如其在晚上7~11点间进一顿大餐,而这个时段脾胃(土)经气最弱,难以正常消化食物,食物因此停于胃间。按照中医观点,食物在上午7~11点消化吸收最好,尤其7~9点更好,此时是胃的流注时,紧接着9~11点为脾旺之时,将吸收之物转输到全身。

如果我们的土很健旺,可能晚上吃大餐也不要紧,因为人在健康时身体的适应力极强,能应对各种压力,而在身体不好时,这些压力能把我们压垮。无论出于什么原因,或者是营养不良,或者母亲不能照顾好我们、过度呵护我们或者过度要求子女的关心(详见第十八章对土行的介绍),都会使土以及它所主的脏腑疲于应付,进而影响到脾胃的消化吸收功能。这些脏器在其功能最活跃之时(上午7~11点)最需要得到帮助。应该建议患者在早上9点以前为自己准备营养而健康的早餐,而晚餐则应清淡。这样,在土旺之时协助它完成工作,而在最弱时,尽量减轻其负担。

英国有句谚语:国王般早餐,王子般午餐,乞丐般晚餐。同中国人的观念完全一样。

工作时间不规律者,子午流注法则会对其健康有相应的影响,例如上夜班的,或急匆匆去赶早上7点班车的人,中午匆匆吃块三明治、晚上吃顿大餐来犒劳自己的人。

　　子午流注还可解释为什么很多人在凌晨（3~5 点,肺流注时）去世,因为肺在这时完成了最后的呼吸。

　　还能解释为什么大部分人午餐后犯困,因为进入了水的流注时（下午 3~7）点。这段时间我们得靠身体储备的能量（水行所主）来坚持完成一天的工作,如果储备不足,没有午休,或者早餐很马虎,则此时本来应觉得精力极充沛,反而会感到精疲力尽。

　　任何一位下午讲过课的教师,包括我自己,都知道最困难的是让学生下午听课不打瞌睡,不妨让大家喝一杯水,给肾和膀胱补充一点能量,能神奇地恢复精神!

第十四章

五行与人体各脏腑的联系

五行造就了我们的身体，与脏腑的对应关系如下所示：

木	肝、胆
火	君火主心、小肠；相火主心包、三焦
土	脾、胃
金	肺、大肠
水	肾、膀胱

可以看到，一行主一对脏腑，如肝胆属木，肺与大肠属金等。

　　根据中医理论,脏腑的功能不局限于生理方面,还作用于前面提到的"意"与"神"这两个更深的层面。当我们讲某人"心碎了",大家都明白此三者的联系。说一个人"心碎了",我们并不真正认为他的心脏碎成了两半,但都能理解心碎的含义。众所周知,爱与心相联,我们也许不知道心脏的确切位置,但非常清楚自己在恋爱中是幸福的还是痛苦的。

　　我们也常说某人有"胆"量,或者说什么事情令人"吃不消"(胃)。如果男女感情不愉快,可能会说,"她让我感到窒息"或"他让我透不过气来"(肺)。还有某人"令人头痛"等,这一类语言表明我们提到身体的某部位时,其实有更深一层的意思。中医的脏腑概念同样包含更深的人性含义。

　　中医认为每个脏腑,除其特有的生理功能外,还有对应的情志。如胃,其消化思想的功能正如消化食物;肝不仅负责解毒,还负责制定计划、规划生活;大肠既排泄食物残渣也排除消极的思想。

　　在后面介绍五行的独立章节中,还会讲到各脏腑的功能。

第十五章

五行的表现

——情志、颜色、声音、气味

情志、颜色、声音和气味是判断一个人健康与否的重要指标。当五行失衡,会通过这四方面的变化反映出来。

情志

每一行有其相对应的情志:木主怒,火主喜,土主同情,金主悲哀,水主恐。

人对事情的不同心态反映了五行在我们体内的状态。比如,对人有适当的同情心,或者希望得到他人的同情(土的情志),那么五行针灸师会判定土这一行处于平衡状态,因为所付出或希望得到的同情不是太多亦不是太少。当遇到挫折,既不希望得到全世界的同情和关怀(对同情的过度需求),也不是拒绝任何关怀(不能接受同情)。

可是如果一个人的土失衡,当别人希望得到他的同情和支持时,他会做出不恰当的反应,冷冷地说:"有什么好大惊小怪的。"或者,当别人能自己解决问题、并不需要同情时,他又过度给予同情:"你多可怜啊!"

正常情形下,当人们谈及自己的子女时应面带喜色,为逝去的亲人感到悲伤。如果一个人对父亲的去世表现得无动于衷,这会让我们觉得异常。

五行都会以相宜或不相宜的方式表达自己的情志。如果情志恰当,那说明与之对应的五行处于平衡状态;如果情志不相宜,表示有某种问题影响到五行。例如,一个人对失去父亲无动于衷,表示他缺乏悲(金的情志)。很可能他也悲伤,甚至不胜其悲,但悲伤却因某种原因(可能害怕表现脆弱的一面或有深藏的愤怒)被压抑着。此时,金所主的悲不能得以表达,此为金失衡的征兆。

木失衡时,最初的表现之一可能是动辄生气,对他人厉声厉气。火失衡时,此人可能笑个不停(过喜),也可能在谈到自己的重病时笑声不断(不恰当之喜),还可能在谈到自己的子女时,显得难过(不恰当之悲)。

颜色

人的器官会在皮肤上留下印记,显示它们是否处于平衡状态。颜色与人种无关,无论肤色深浅都能透出五行的颜色。它是一种散布于全身的颜色,在太阳穴区和唇周最明显。

木(行)使我们的皮肤透出绿意;

火使皮肤透出红色;

土使皮肤透出黄色;

金使皮肤透出白色;

水使皮肤透出蓝色。

健康的颜色表示五行处于平衡之中,例如,高兴时脸会忽然发红;如果皮肤显出不健康的颜色,如一个人因贫血而看上去很苍白,或因黄疸而皮肤发黄,都表示有某种问题(不平衡)存在。

声音

人的声音,也显示五行的健康状况:

木行带吼声;

火行带笑声;

土行带唱音;

金行带哭音;

水行带呻吟声。

我们可以通过听觉判断一个人的状况是否与他的声音相协调，或者这个声音反映的完全是另外某种东西。例如，应当有笑声（火行所主）时，反而是呻吟之声（水所主），或应当出现吼声（木所主）时反而带唱腔（土所主）。

如果对他人的情感变化较敏感，我们能对别人讲话声音中所透露的情志做出下意识的反应：当听到声音中的笑意时，自己会不由自主地微笑；当听到哭腔时，会自然安静下来。如果训练有素，我们可以听出一个人笑声后面隐藏的紧张（表面是火，实则问题在水行）；或者唱腔中透出的愤怒（木行问题而被土掩盖）。

气味

每一行都散发出各自特殊的气味，反映其是否正常运行。

木味酸，火味焦，土味香，金味辛，水味腐。

木（行）平衡时发出新鲜蔬菜的清香味，不平衡则带酸味；火正常时发出一种暖暖的焦味，失常时则焦味很浓；金平衡时散发出的辛味是秋天树林里一种好闻的落叶气味，失衡时则带有明显的腐味；水平衡时有一种较冲鼻的味，失衡时则为难闻的小便味。

想判断一个患者的五行是否平衡，还要学会判断此人身上这一行发出的气味是否正常。

颜色、气味、声音和情志既能反映五行的健康状态，同样也能反映其失衡状态。很久以前,西医也曾经使用类似五行针灸的诊断方法,通过嗅患者的体味来判断其患哪种疾病。例如医生通过病室内的气味,判断患者是否患肺结核。即便今日,仍有相当数量的西医诊断,首先是由经验丰富的医生对患者进行仔细的观察。

普通人对人的颜色、声音、气味和情志的反应往往是下意识而不自知的。有些人对声音敏感,一些人对他人的情绪反应敏感,还有一些人,可能他们自己并没意识到,对人的体味敏感——这便是香水的秘密,不同味道的香水增强了使用者的自然体味——因为它们是五行在人体作用的标志,是诊断的重要依据。

在五行针灸师看来,所有这些下意识捕捉到的信息都是五行在人身上运行的证明。针灸师们要通过训练来追踪信号的来源。

五行针灸师对患者的诊断过程就像在做侦探工作,主要由我们的感觉器官来完成。五行针灸师得学会重启闲置多年的感知力。这些直觉感知力在人出生后及幼年时期都很敏锐,随着年龄的增长渐渐萎缩。动物和婴儿通过气味来认人,当身边有令其不安的人时,立刻会有本能反应。而必须礼貌待人的要求会压制这种本能反应(儿童常被教育要对人彬彬有礼,尽管他的直觉告诉他应避开某个人)。久而久之,我们与生俱来的本能反应退化了,我们也不再听从它们的警告了。

　　训练有素的五行针灸师能重新启用闲置已久的直觉力,用眼、鼻、耳来准确判断患者五行所发出的信号是否平衡,并确定治疗方向,而这个方向一般是指针对素体一行的判断。

　　综上所述,五行针灸师对患者健康的判断、病情轻重的判断以及相应治疗方案的制定,都是根据对以上四方面的感知而来的。

第十六章

木

季节	春
一日主时	11pm~3am
六气	风
脏腑	肝、胆
情志	怒
颜色	青
声音	吼
气味	酸
所主	筋腱、韧带

现在要开始我们的五行之旅了,木是我们的起点,因为木的季节——春,象征着新的一年的开始。

春,是新的开端和迎接新挑战的时刻,是从阴沉的冬季转入明媚春光的时刻。当白昼渐长渐暖,我们能感觉到空气中透出的生机。春的气息充满活力,此时万物从冬眠中醒来,阳光下,新芽破土而出。

空气中充满了希望,感觉一切都是可能的,未来似乎在我们眼前徐徐展开。每个人都精力充沛,步伐富有弹性,思想富于活力。这是大干一番的时刻,打开为抵御严寒而久闭的窗户,给房间来一个春季大扫除。

这个季节人们受益于木的能量,它补肝胆之气,还主筋腱和韧带,使肢体能活动自如。

中医认为身体的每个脏腑都有其独特功能,不仅仅限于生理层面。就木而言,它所主的两个脏腑,肝与胆,包含计划力与抉择力。

木还与我们的眼睛很有关系,包括生理的视力、更高一层的视野、眼界等。

我们的任何一个动作都需要计划,哪怕是抬脚走路这么简单的一件事,也需要来自于大脑的指令:筋腱紧张时抬脚,紧接着同样的筋腱又得到放松的指令,于是脚踏地。抬脚的计划到真正抬起脚来(抬脚的计划得以实现),由木所主的两个脏腑即肝、胆共同完成。

例如,怎么来安排度假呢? 首先,得决定何时动身、去哪儿,做旅行日程安排,需要预订饭店和航班。做度假计划的工作是肝来负责的,搜集并研究各种旅游小册子,研究路线图,什么时间可行等。而一旦计划做好了,胆就要做决定了,开始订机票、定酒店等。

肝胆密切相联,制定计划的同时必须做一些抉择,而做抉择时不能不考虑到原计划,可以把肝想成那个在家里拿着时间表的人,而胆则是去联系旅行社订机票的人。

日常生活的一切细节,从早晨起床穿衣吃饭到跟朋友谈话等,都离不开肝与胆。得先考虑要说什么(肝),然后决定要说(胆)。还得决定穿哪件衣服(肝),然后决定走到衣柜前取出那件衣服(胆)。

有意思的是西医也认为肝是最忙碌的脏器,有多种功能:脂肪代谢、药物解毒、分解碳水化合物、制造热能等。

当木这一行在我们体内平稳正常运行时,我们不会意识到自己随时在制定计划、做抉择,我们只是看到各种可能性,挑选其中之一,拿起电话,安排度假的一切。当我们的脏腑功能正常,就像引擎自如运作,几乎不会注意到它们在工作。只有当一辆汽车开始出故障时,我们才会听到排档和刹车发出的刺耳声音;同样,如果失调,肝与胆也会发出不谐音。

而这些失调可能表现为不能做抉择:前一分钟说要去北京,而下一分钟又说去海南(无法决断),或者列出度假须带东西的清单,但忘记写上防晒霜(计划不周)。

如果一个人的素体一行(主导一行)是木,那么木在其身上如何显现呢?首先,这种人需要有行动的空间,而且要按计划行动。看看植物幼芽,从紧紧包裹的外壳里冲出来,充满活力地绽开,而且一切都是按照预定程序按部就班地推进!虽然树叶还没长出,一棵橡树的蓝图早已藏在橡子里,玫瑰绽放之前,她的蓝图亦在花蕾之中。如果没有生长蓝图,那棵幼芽只会乱长一气,不会有橡树或者玫瑰。

而如果一个人的主导一行是木,并希望自己的人生有意义,他需要把握好自己的精力,朝着一个方向——前方努力,而不是向左或向右,因为木这一行代表未来,得制定计划,做出选择,然后开始行动,这是木的力量所在。平衡时,木是优秀的组织者,在至关重要的计划和抉择中能一显身手,它能当机立断做出正确判断,言语有力,行动干脆,更情愿甩开双臂在外大干一番,而不是枯坐在办公桌前。

木总是希望事情不断往前推进,因此对"笨人"常没耐心(其情志为恰当的怒),如果别人跟不上他的步子或者优柔寡断,木会不耐烦。木还有管人的倾向,希望他人按他的计划行事。木需要伸展的空间,如果被人挡住,它可能把人推到一旁。木喜欢界线清楚、规矩明确,但这个规矩得有足够的空间以使其能发展自己的计划。

木还喜欢给他人设立规矩和界限,说诸如"我知道我

第十六章　木

五行针灸简明手册

的方向""你应该朝这个方向去"此类的话等，给人喜欢管人的印象。平衡时，木总是挺身而出，其所主的器官在我们体内健康运行。

现在让我们来看看木失衡的情况。当生命的幼芽被剥夺绽开的空间，或有序成长的过程受到阻碍，这棵幼芽的一部分可能一直卷曲着，不能完成它原来的成长计划。它看不清自己的方向，或者从来没有机会发展正常的视野。此时木带来的所有礼物被糟蹋，馈赠变成诅咒。

出于对井井有条的渴望，失衡的木可能变得有些死板，画地为牢，使自己也没有活动的空间。可能患关节炎，因为它所主的筋腱、韧带失去了柔韧性；它可能局限自己的人生，而不是让其自由舒展；下颌可能因为压抑的愤怒而紧张；因安排不当，计划可能都泡汤；可能难于做出任何抉择，或者做不明智的决定，比如一气之下愤而辞职，却不知下一步该怎么办。

身体方面，木一旦失调，皮肤会透出一种不和谐的绿色，声音要么咄咄逼人，要么低得像耳语（怒不起来），散发出一种不健康的酸味。情志反应：可能本来的那点急性子变本加厉，动辄大发脾气。因为感觉自己说话不管用，木可能提高嗓门，以为这是控制局面的唯一办法。

病案

男，60岁左右，因双腿筋腱紧张、双膝弯曲困难而就诊，并诉一生事故频发，"不下 15 次"，双腿、双踝多次骨折，腰曾多次扭伤，3 次脑震荡，皆住院治疗。所有这些事故都是在他开车的时候发生的。

我诊断其主导一行为木。

我们已经知道，木的行动方向是往前，主人体的筋腱、韧带，与眼睛尤其是视力、视野关系甚密。我们还知道它主计划与抉择，筋腱与韧带使我们能活动肢体，眼睛让我们看见行动的方向，但我们首先得计划好行动的方向或目标，然后再行动起来。

木平衡时，它会准确估计应该踩刹车的距离和需要的时间（良好的视力和计划），然后在恰当的时间以恰当的脚力踩刹车使车及时停下来。当眼睛看到车前方的障碍，立刻决定减速。而在这位木行患者的身上，可以看到木的失调，使其失去对车的控制——不能及时看到前面的问题，不能计划及时减速，不能及时踩刹车，这意味着很多情况下他是冲上去撞到前面的车，来个急转弯或者急刹车，使后面的车又撞上他的车。

而且他没有从这些事故中吸取一点儿教训。当我问他在所有这些事故里，是否感到自己有责任时，他气呼呼地（木的情志，这里是不当的怒）回答："才没有，我是个很棒的司机，都是其他人开不好车。"

木所主的视力应该使他能看清前面的路况，及时行动，随机应变。就像有些小孩撞到墙壁，会责怪墙一样，这位患者一味地责备他人的错误来表达愤怒，而看不清自己的车在路上的位置以及自己在事故中的应对失策。就像个小孩在说"是你让我出的车祸"，而对自己的错误呢，最多说"刹车有点不灵"，看来完全不能吸取教训。

我还发现他大量饮酒，大家都知道，酗酒伤肝，并能最终导致肝硬化和其他一些严重问题。而肝由木所主。酒精会影响肝功，因而会阻碍木的正常运行，使木主视的能力越来越差，计划力、抉择力也每况愈下。从一个喝得醉醺醺的人的踉跄步态中，我们能清楚地看到这一点。

如果患者不戒酒，所有的治疗都不会有效，刚取得的任何疗效都会化为乌有。我告诉患者除非他承认饮酒的确是个问题并且答应采取相应措施，我才为其治疗，同时大大表扬了一番他的倾听。他回去仔细考虑后，进了戒酒所，数月后再来找我看病时，已经戒了酒。

对他的治疗包括对肝胆二官的扶持，韧带和筋腱的柔韧度得以改善，疗效颇显著：他注意到自己活动更自如，行走亦不觉费力，屈膝时疼痛大减。而最明显的是他感到自己身体健康，说这辈子从没感觉这么好。

自接受治疗后，在过去的四年中，他竟从未再受过伤。这表明他的木得到充分恢复，使其能看清自己的需要，而更好地决定应该采取什么行动，何时行动。

第十六章　木

第十七章

火

季节	夏
一日主时	11am~3pm,7pm~11pm
六气	热
脏腑	心、小肠；心包、三焦
情志	喜
颜色	赤
声音	笑
气味	焦
所主	血脉

（注：火是五行中唯一主四官而非二官的一行）

木让我们"站起来开始行动",使人有所事事。因为它对行动如此专注,以致成为多少有点自私的一行,但对木而言这是正常的,因为新芽生长时,它必须专注于自身。而人的另一部分需要则以另一种方式成长:通过人与人之间的联结。我们需要他人,因为人有社会性,否则人类早就灭绝了。

我们需要朋友或配偶的那一部分,使我们能够在工作或生活中与他人和谐相处,这一部分由火行所主,主各种人际关系。

火所主的二官为心与小肠。我们都知道何谓"心事",何谓抱怨某人"心很冷酷"。大家似乎都明白这些话与我们的心跟人际关系,尤其是两性关系密切相关。同样,中医认为心在火行之中,泵出情感的血液维系我们的感情生活,同时还泵出生理的血液维系生命。

人与人之间,需要温情来鼓励我们成长、壮大,一如太阳鼓励春天的幼芽长成夏日之繁花。木需要火的温暖使自己的行动开花结果。

夏季,当太阳高照,无论在自然界还是人身上,火这一行的力量都处于最巅峰。人们脱去外衣感受太阳的炙热,走到户外相互打着招呼;大自然此时也伸展臂膀,如同树木竭尽全力地生长,一切都在生长直至成熟。

正如太阳的温暖使我们走出户外,夏日里房间的窗户总是敞开着,很多事情都在室外进行:就餐、娱乐、聚会等，人们此时的生活似乎一览无余。

同样，火（行）生活在一个开放敞开的世界里。当我们与人交往，总得让人多少了解自己，有的人喜欢向人敞开自己，而有些人则更内敛一些，但多多少少得表露自己。正是这种表露会带来风险，当我们敞开自己时，更容易受到别人的伤害。

对生命如此重要的生理上的心脏，其实是一个很脆弱的器官，心跳一旦停止，生命即告终。为了保护自己，心脏藏在肋骨之后，由一层肌肉鞘膜——心包包裹着。然而它依然脆弱，一把插入肋骨的匕首便可能带来死亡。

我们已经了解到，中医认为每一个脏腑除了生理功能，还主情志。心包不仅在生理上，还在情感上保护心脏，使其免受毁灭性的感情重创，而成为"破碎的心"。心包首先确保心不致受到太大伤害，其次，即便受伤，还能使这个人不致因此而再不敢相信人与人之间的真情。无论在生理上还是情感上，心包都是心脏的第一道防线。

而对心脏的保护力，取决于心包的健康与平衡状态。人所有的器官及其功能都需要时间逐步发育直至成熟。例如，一个婴儿的胃，得慢慢学会怎么消化食物，起初只能靠母乳，渐渐向其他加工的婴儿食物过渡，最后，当胃发育到能够自己消化食物时，方可以接受其他各种食物。

所有器官都得这样慢慢发育成熟。例如木所主的器官，需要时日使一个婴儿的筋腱韧带成长，慢慢学会坐起来,然后能爬、能站,最后能走路。

同样,一个孩子的心和心包也需要时间成长。我们初来人世时,会不加分别地喜欢所有人,对每个人同样温暖地微笑,而渐渐才会发觉并非每个人都很友善,一些人甚至很危险。在幼童生理和情感成长的过程中,会得到身边亲人的帮助,对心而言,也渐渐学会怎么去爱。

我们的心包——希望得到周围亲人明智的指导和呵护,也会慢慢发育成熟。比如,父母或老师会警告孩子别上陌生人的汽车。同样,当年轻人第一次有性接触时,需要身边成年人的建议和忠告,以便做出明智的决定。年轻人也会观察其他人的行为,所有这些都有助于他们自身保护机制的健全发展,年轻的心需要得到很好的保护,以保证他们所处的各种关系尽量和谐,不会伤害到自己。

除了心与心包,火行的另一部分是小肠与三焦,三焦主人体的体温机制。

西医认为小肠接受经过胃消化的食物,进一步吸收筛选,把营养物质输送到血液,再至心脏,而将废物排到大肠,以排出体外。中医对小肠的生理功能也有同样的认识,但赋予其更多的含义:我们的各种情志同样得经过小肠的整理、筛选,经过判断,有益的才传给心,无用的则抛弃,这是小肠更深一层的功能。

生理而言,如果小肠功能失调,可能好坏不分,把糟粕传送到心脏,而使血液受污染。同样情况可能发生在精神情感上。就像一个人告诉自己的心：某某最适宜做朋友，殊不知此人正打算向我们贩毒。而如果小肠功能正常，它会警告我们别跟这种人交友。

火的另一功能表现为三焦对体温的自动调节作用。之所以称其为三焦，是因为中医把人体脏腑按部位分成三组，这三组各自的相对温度对诊断有重要意义。三焦使我们在生理上、情志上保持一个均衡稳定的温度，生理上调节血液以保持体温，情感上，使我们在与人相处中不致"忽冷忽热"。

心包、三焦以及小肠的各种功能都是为了支持和保护处于中心的心脏，如果前三者能正常运行，心处于充分的保护之下，才能正确判断各种人际关系及其善恶。

如果以上脏腑功能失调会怎样呢？什么会导致心及其护卫者失常呢？让我们来看看：一个柔弱的婴儿需要父母及其他成年人的正确呵护，大人可能没意识到，对孩子的情感保护可以帮助稚嫩的心包在安全的环境中成长。大人的不当行为可能使孩子在将来人与人的关系中感到迷惑。例如一个母亲忽而愤怒地对丈夫吼叫，忽而又温柔无比，孩子对这种情绪温度的变化极为敏感，他的三焦因此会竭力维持平衡。如果孩子没得到明智的建议：什么人可以接近可以去爱，那么在将来恋爱时，就会有很多困惑。

当火所主的脏腑功能失调，心亦随之失衡：可能不明

智地结束良好的友情或恋情,或者长期陷在糟糕的关系
中,或是亲近应当警惕的人而疏远良友。

病案

一位火行患者因严重的扁桃体炎反复发作而就诊,
同时还被诊为(手指的)早期"雷诺症"——即使天气并
不寒冷,她的中指也会发麻发白。她还告诉我感觉与新
人结识很吃力。

自从她同弟弟随母亲搬迁至另一小镇、离开自己的
好友后,就开始害怕与人接触。到新学校的第一天令她
十分惊恐,因为是新生而受欺负。

后来她才知道搬迁是因为父母婚姻破裂,母亲跟新
的男朋友搬到新家,而父亲因离异十分沮丧。她爱父母,
内心很矛盾。

她的火不能很好地应对家庭变故带来的压力,小肠
(试图分辨是非)因为各种矛盾而迷惑;三焦也很紧张,因
为家庭气氛一直变化不定(每个人都是忽冷忽热);由于
家中所发生的一切令其非常难过,心包也不能很好地保
护她的心。

由于火行处于如此压力之下,它所主的任何一个脏
腑都不能正常工作。手指冰冷是三焦失常的直接表现,
而发麻的中指正是心包经经经处,由于经气灌注不足而
导致经脉流经区发麻甚至没有感觉。

　　而情感上，由于心包的保护不足，使她害怕结交新朋友，感到与新同学打交道吃力，难以排遣对父母离异的难过之情。

　　她的火失衡还表现在脸上缺乏血色，当谈及不快之事时的大笑，以及很强烈的焦味。当谈到最近的亲人时，毫无喜悦的神情。

　　治疗是通过针灸三焦经和心包经的穴位来扶持其相火，因最主要的失衡表现在相火上。

　　随着治疗的进展，其火逐渐恢复平衡，每次复诊她都会报告新的变化。而我首先注意到的是她整个人看起来愉快一些，脸上有了更健康的粉红色，也不再那么夸张地大笑——那是试图让自己的火升起来。

　　然后她告诉我在学校认识了一个新朋友，这个男孩保护她不受欺负。事实上，她这是给自己找到了一个庇护所，她的社交渐渐好起来，还受邀参加迪斯科舞会，并由此认识新朋友。现在她很喜欢上学了。

　　家中情况也有改善。当她跟父亲一起时，不再因为他的难过而使自己觉得十分矛盾，自己的纠结也变得可以忍受了。

　　最后改善的是她的身体症状，因为心情已大好，刚来治疗时困扰她的症状已渐渐消失。中指的发麻感慢慢没有了（主要得益于心包经的改善），手指也不再发白发木——三焦可以更好地保持体温稳定。反复发作的扁桃体炎（跟火所主的交流与言语密切相关）也得到改善，觉得跟人交往容易起来。

聆听她怎么讲述自己同家人及同学的关系，是判断她的整体平衡状态的方式之一。初来时，她表现出明显的易受伤害感（"谁都不想跟我说话"），而现在则说"全班同学都对我很好"，甚至"我会不客气地对大家说别惹我"。这是心包正常运行的确证，当心包强壮起来，会保护好她脆弱的一面，使她安全地进入各种人际关系。

另外，她能够更好地判断该与谁交朋友，对谁应当退避三舍，因而择友更明智，不再像以前那样总是遭到拒绝。接受治疗后几个月，她有了第一个男朋友，且妥善处理了随之而来的难题：男女关系——这正是火行日益成熟的标志。

第十八章

土

季节	长夏
一日主时	7am~11am
六气	湿
脏腑	胃、脾
情志	思
色	黄
声音	唱
气味	香
所主	肌肉

　　在以前老的五行图中，土这一行在中央，被其他四行围绕着，正像一个家庭的母亲被孩子们围在中间。所以，

让我们跟随土步入家的世界吧！

把土想成中央一行有助于我们理解它的作用及需要。土（行）把我们拉向它，就像地心引力把我们拉向大地。又像脚下的大地，土支持着我们，供应食物使我们得以生存，正像母亲养育她的孩子。

土所主的二官为胃和脾。在胃中饮食得以消化，并转化成营养物质供应身体的各种需要。在五行针灸中，土（行）不仅滋养身体，还滋养精神和心灵，其同思考密切相关。我们常常会说，某事令我们"食不下咽"或"吃不消"，如果不喜欢某人的看法，可能会说"如鲠在喉"。从这些常见的表达，我们可以体会到土更深的一面。

土所主的季节为长夏，此时炎夏已过，清秋未至，正是收获的季节。我们看到果实沉沉地压弯枝条垂向大地。长夏里，长长的白昼渐渐缩短，一年的阳春盛夏慢慢转入清秋寒冬。土在五行中还起着枢纽作用，往后看是温暖了果实的夏季，往前看则是迎来丰收的秋天。

就像位于车轮中心的毂，土需要围绕在其周围好比车轮之辐辏的另外四行的力量支持，然后在运转中把力量回传给四周。因此，土既接纳又给予，它的一切功用都有这双重性。母亲喂养孩子之前，必须先能养活自己；大地要生长果实，土壤必须有充足的肥料。我们的胃在受纳食物之后，才能为其他脏器提供营养。

这种双向性也反映在土所主的情志中：土既给予同

情也接受同情,使土集慷慨与自私于一身。土的情志不仅仅包括同情,还有理解、体恤、感他人之同身受。由于对他人的感受十分敏感,而满足他人的需要会消耗土很多的精力,甚至成为土不能承受之重,这时土需要退一步等自己精力充沛后才能去照料他人。

因此土必须把握好这个度,正确估量自己付出的能力并及时停止给予。平衡的土最为慷慨,能真正理解他人的苦衷与需要;而失衡的土会自私地守着一切,害怕自己挨饿而不做任何付出,此时原本无私的土变成了只为自己打算的一行。

土的作用在于支持其他四行,为它们提供立足之地,因而稳定对土来说极为重要,总是渴望有一个稳固的工作环境。土喜欢将双脚牢牢踏着大地,任何对其稳定的威胁都会让其不安,仿佛根基受到动摇,就像地震时大地在脚下摇晃。当意识到自己原来的稳定会受到威胁,土会比其他任何一行更需要安全感,会把家弄得非常舒适而安全,不得不搬家时则会很不安。土愿意像"毛毯里的小虫"那样舒舒服服地待着。

任何一行一旦特别关注某一方面时,往往这一方面便是其潜在的弱点。土这一行把照顾自己和他人看得如此重要,以至于如果不能如愿,就会感到非常失落。最要紧的是,土需要有一个满满的粮仓。对土而言,没有食物,就像火没有爱、木不能动弹一样,极为可怕。

每一行以不同的方式表现其失调：木因被困住而气恼，火因不能给予爱而难过，土则因不能照料好自己和他人而不安。如果一个母亲是失衡的土，她也许就不能喂养好自己的孩子，这或许是她不能母乳的原因之一。或者，她可能走向另一个极端：过度喂养孩子，或者过分担心孩子没有吃够。

土永远在付出与接纳之间寻求着平衡，这份压力使得土容易偏向一方：要么不顾别人需要地一味付出，要么统统占为己有；也可能难以接受精神食粮。就像站在自己满满的粮仓前却不能伸手去取。厌食症或贪食症患者可能就是这种情形：一方面大量进食，而食物一旦入胃又会呕吐，此时的土不能决定该接受还是排斥胃中的食物。

土的颜色为黄，像玉米地里闪烁的一抹金黄，失调时则为难看的灰黄。声音中带着唱腔，有点儿摇篮曲的感觉。气味香甜，有时有点腻——土所主脏腑失调的表现。

病案

一个患者因消化和体重问题就诊。她一直腹胀，嗜甜食，月经紊乱。我诊断其主导一行为土。她还讲到同17岁的大女儿关系恶劣，两人之间总有冲突，以致她叫女儿搬出去同父亲（她前夫）住。

谈到大女儿时她一直带着愤怒的语气，跟谈到第二次婚姻生的小女儿时完全两样，后者是她的心肝宝贝。

我不禁自问：第一次婚姻到底出了什么问题呢？是大女儿因为父母的离异受到打击举止失度吗？为什么我察觉到一谈到这个女儿她总是满腔怨恨？而且这种怨恨一直延伸到很久以前她自己的父母离婚之时。

土象征母亲，不仅是供给我们食物的大地母亲，还包括生养我们的人类母亲，土行失衡往往与我们同母亲的感情以及母亲能否照顾好我们的身心有关。原来这位患者的母亲从小对她照顾很不够，不是一位称职的母亲，经常不在家，还要求她照料自己和妹妹、做饭和所有的家务。母亲在家时，又总是偏爱妹妹，很少给每个孩子都渴望的母爱。结果，当她自己成为母亲时，童年跟自己母亲的不愉快记忆影响了她同第一个孩子的感情，实际上她在重复母亲走过的路：忽视对大女儿的关心与慈爱，而对小女儿偏爱有加。

她的饮食问题在我看来是不能恰当地照顾自己，因为她的母亲当年在她需要时没能照料好她。这导致她日后对饮食的矛盾态度：有时豪吃巧克力，有时又为减肥忍饥挨饿。

治疗通过针刺胃经与脾经的穴位来扶持土，当土行在她身上日益恢复时，她对饮食的态度、对子女的照料都有了改变。她吃惊地发现自己重新与大女儿取得了联系，而且和两个女儿在一起时同样开心。治疗几个月后，她有一天告诉我她已经叫大女儿搬回来住了，"我们现在处得不错"。

身体方面，月经变得规律，胃无不适，不再嗜甜，由于饮食改善，体重也稳定下来。

第十九章

金

季节	秋
一日主时	3~7am
六气	躁
脏腑	大肠、肺
情志	悲
颜色	白
声音	哭
气味	辛
所主	皮肤、毛发

　　收获的季节来了,除了一部分收成会被食用外,其余的都会被尽可能地储备起来。不过,不是每个梨或苹果都可储存,有些未经采摘、落地腐烂,变成花园的肥料或者被践踏在树林中,但它们也有自己的价值,发挥了最后的余热。随着秋天的来临,母亲(土)把担子交给了金。金的任务是吸收落叶最后的精华,将其中的微量元素沉淀到土壤中,成为其他生物的养料。

　　仔细研究下一瓶矿泉水,你会惊异地发现,其中含了很多微量元素,如钙、镁、碘、钾、钠等。这些都是肉眼看不到的,但如果缺乏这些元素,生物就不能生长,无论对人还是对自然界的一切生命都一样。它们就像制作蛋糕时所放的一点点调味剂,必须要用一小滴酒或香草香精才能让整个蛋糕芳香诱人。从土所奉献的成熟果实里提取精华就像是用葡萄酿造美酒,整个过程进行得悄然不觉,但对生命却至关紧要。

　　金不仅主管土壤中矿物质的平衡,还主管宝石的沉积,如钻石、金、银等。人们视这些宝石为稀罕物,一颗核桃大小的钻石价值连城,而整篮子核桃也值不了多少钱。

　　这说明了金如何给生命增加品质,物以稀为贵,以纯为优。埋在土中的钻石越纯,价值越高。我们所依赖的微量元素越纯净,越有价值。金就是根据事物的纯度来判断其价值,再通过大肠将糟粕或不纯之物排出体外。

　　金一门心思地评判事物的价值,因为它所吸取的,哪

怕只是微量元素,都必须包含所有的营养物质,使来年的
种子能得以生长。金是独具慧眼的一行,敏感精确,能注
意到事物的细微之处,很容易为他人的不够准确而生气。
金的精细评判力使其对人对己都十分挑剔,以致总是处
于不满意的状态,因为他们常常感到未能达到自己所期
望的高标准。

金所主的两个脏腑为肺与大肠,前者主吸,吸入生命
之气,后者主排泄,排出废弃物。肺吸入清气,通过血液
散布至全身。中医中的大肠与肺密切相关,不仅主呼出
废气,还主大便的排泄。

大肠经的最后一个穴位,并不在人们可能以为的小
腹下部、接近排便的位置,反而是在鼻旁,也就是肺所主
的呼吸之处,这也显示了金所主的两个脏腑之间的密切
关系。

纯与不纯是同一枚硬币的两面,肺需要吸入清气,
但有赖于大肠先排出浊气,金所做的一切都是在分别清
与浊。

情感上,金会告诉我们这件事"完全是浪费时间"或
者"是垃圾",这使其成为最挑剔的一行,不断地考量事
物的价值。金总是在问自己:"这个值得保留吗? 还是该
舍弃?"

而且金必须极快地完成判断,快到呼吸之间。想一
想,秋天似乎总是很短暂,不像冬天或夏天那么漫长。秋

总是匆匆结束，似乎我们还没来得及欣赏绚丽的秋色，树叶便纷纷落下，枯叶飘零，寒冬接踵而至。

日常生活中我们最常用到的金是刀或剪子，二者都用来切割或裁剪物品，将其变成想要的形状。以金为主导一行的人，同样有这种切割力，对人对己都如此。因此金以它的犀利和才智，毫不隐讳地直指事物的本来面目，是五行中最具切割力的一行。

平衡时，金会接受人性的不完美，无论对人对己，金都不会过分批判或挑剔。但失衡时，它的自责以及对他人的批判会夸张为极度的嘲弄挖苦，以致怀疑自己的眼光，失去对事物真正价值的把握，使自己无所适从。还可能错把数量当成质量，更强调世俗的金钱价值，而不是以自己的价值观来进行判断。

总之，人的自尊来源于对自己以及所从事工作的认可。如果不能真正把握自身的价值，或者由于金从来没有强大到进行判断取舍，会导致其在应该独立判断时，反而依赖他人、接受别人的价值观。

这就意味着，比方说，可能太看重物质，羡慕那些有昂贵汽车或高薪职业的人，因为这种外在的浮华似乎是成功的显示，因而认为这是其价值之所在。正确的判断其实应该看这个开着豪车、有高薪工作的人，是否是一个值得我们尊重的人，而不是用他外在的东西来代替其内在的涵养。

因此，一个失衡的金可能错误取舍，就像在应当呼出时吸入，肺不能吸入清气，大肠不能排出浊物，呼吸问题和大便问题也就随之产生：应当由金排出的浊物停留在体内，使人受到污染且失去平衡。

金之情志为悲，其色白，其声哭，其味辛，像秋天树林中落叶腐烂的气味。平衡时，悲表现在对生命不可避免地走向死亡的接受。失衡时，则会无法从悲痛中自拔，悲痛可能来自生活中一些不可避免的损失，如朋友的离去，或考试失败（因而伤及自尊）。任何大的失落，对大肠和肺而言都是件困难的事，大肠不能释怀悲哀，肺因此得不到足够的空间接纳新事物，一个人可能深陷其中无法自拔（便秘可看作是大肠不能释怀悲哀的表现）。

病案

约翰，17 岁，童年起就有哮喘和其他气管问题。胸部一直感觉很紧，呼吸浅，长期严重便秘。当问及目前情况时，他说："对一切都感觉吃力。"刚刚中学毕业，分数足够上大学，但想不清楚要去哪所大学、学什么，犹豫是否在上大学之前旅行一年。他在家中最年幼，上面有两个姐姐，父母皆高级知识分子，父亲是骨科主任医师，母亲是大律师。

诊断过程中，他对一切感觉吃力的原因很快清楚了：父母，尤其是父亲对自己的期望令他感到沉重。约翰是家中好不容易盼来的儿子,自然应该子承父业。家庭对他的期望令他深感气闷,就像他说的:"一回家我就觉得呼吸不畅。"

我诊断他的主导一行是金,偏重于肺这一面。他渴望得到自己最尊敬的父亲的尊重,但因为不愿步父亲后尘学医,总觉得自己非常失败。他似乎生活在父亲的阴影之下,感到窒息。当我们离开母亲的子宫来到世上,第一次呼吸便点燃了一个独立生命的火焰,而他的这朵火焰似乎从来不够强大,使其不能离开父亲的影子站在属于自己的那片阳光之下。

我们已经知道,金使人能够分辨事物有无价值,帮助我们正确判断,并因此使我们有自我认同感,能够接受事物的本然,包括自己。这种认同感,即是一种能力:不管别人期望我们成为一个什么人,我们都能说:"这就是我。"在约翰身上,由于父亲的专断性格,窒息了他的自我认同。感觉自己与父亲所希望的儿子相去甚远,约翰感到内心空虚而失落。

因为金受到压力,所以约翰的肺出现问题。在我看来,他在吸纳方面出现了问题,包括对空气的吸纳和精神食粮的吸纳。与此同时他又很难放下,这表现在与肺相表里的大肠上,当大肠正常运转时,身体知道应该排出什么以留出空间受纳新的食物;当身体不确定什么该留下、什么该排出,就会出现便秘或腹泻,前者留住应该排泄的垃圾,后者则排掉一切,包括营养物质。

大肠对心灵同样有影响,负责排出精神层面的垃圾,所以约翰的心灵也面临压力,难以理清思绪。他总想在父亲面前证明自己的能力,又不愿寄出学医的大学申请表,挣扎在两头之间:是让父亲满意呢?还是做自己想做的事?

治疗集中在针大肠经与肺经的穴位,帮助身心清除多年积聚的废物,以加强他的自我认同感。平衡的金能让我们清醒地认识自己,好比肺终于能够顺畅地吸入空气。

当他的金日益强壮起来,他开始感到敢做自己想做的事了。治疗数月后,他发现自己可以不用喷雾剂了,大便也变得规律。一天他告诉父亲自己不想学医,令他意外的是,父亲根本没有表示反对。他所感到的父亲对他的厚望,似乎来自他自己的担心,觉得自己应该像父亲那样。一旦他内心清楚了自己将来的方向——决定延迟一年上大学,而且选了文科专业,父亲即刻接受了他的决定,而且很开心地看到儿子高兴起来。

约翰现在走路挺直了许多,更自信,父亲因此而尊重他。治疗帮助他找回自尊且赢得父亲对他的尊重。他告诉我:"我知道自己是谁了。"——这是金给各行的馈赠。

第二十章

水

季节	冬
一日主时	3~7pm
六气	寒
脏腑	肾、膀胱
情志	恐
色	蓝
声	呻
气味	腐
所主	骨、骨髓

水既是五行的终点也是五行的起点,使五行完成一个完整的循环。融合万物是其主要作用,是联系一切的纽带,是一年之终始,身体之不同细胞因为它而成为一个整体,协调运转。

水是宇宙中的一个基本元素,由氢原子构成,而氢原子是物质乃至人类的核心组成部分。因为水存在于身体的每一个细胞之中,它是最深邃的主导元素。我们的身体至少有 80% 都是水。

水塑造我们,我们在胎盘——体液中诞生。没有水,血液不能流动,眼泪不会滴落;没有滑囊液的润滑,膝盖无法弯曲;妈妈的乳汁中如果没有水分,谁也无法生存。

水净化、纯化万物,无论是用于祝福的洗礼还是每日清洗身体污垢的沐浴。

如果从空中俯视我们生活的这个世界,看到的是大片蓝色海洋覆盖着地球。没有水的赐予,就没有生命:草木不生,没有粮食生长,没有动物或人类。一切都离不开水。人没有粮食而存活的时间远远长于没有水的存活时间。

秋天来了,当树木的水分归根,树叶立刻枯萎;当地下水逐渐消失,肥沃的土地会变成不毛之地,甚至沙漠。水也可能泛滥,把山间轻盈的小溪变成洪流与洪水;而当水化为雪结为冰时,可使山腰的雪崩滚滚如雷而下。水可在顷刻间从最温柔的小水滴变成咆哮的激流,水既能给予生命也能夺走生命，它能滋润我们干涸的喉咙，也能将我们吞没在它的巨浪之中。

五行中唯水能改变形态。水可把自己堆积在北极永冻土层的巨大冰川之中，或者在火车的汽笛声中宣告自己的到来。这种灵活任意的变换，使水具有其他各行所没有的捉摸不定。就像深深海洋，水有一种神秘的气质，深藏不露，很难被固定下来或被抓住。水能跟周围一切融为一体，随方就圆。一滴水，微乎其微，在清晨的第一抹阳光中就蒸发得没了踪影。然而，就是这样的小水滴，当它们汇聚一起，可以形成不可阻挡的力量，切打岩石造就美国大峡谷这样的地貌。

所有水行人都有这种力量，水因而是最强大的一行。水主两个脏腑：肾与膀胱，藏精藏志之所。这是富于抱负的一行，清楚自己要去的方向，而且意志坚定。当它正常发挥自己的水平时，能很轻松地到达巅峰，因此常常能实现自己的目标。

水的季节为冬。但是，与动物冬眠不同的是，水在自己的冬眠中不会安稳，因为冬天带来有关生存的恐惧。水的情志为恐，其深藏于每个人心中——就是那种在深不可测的水中游泳时的感觉。在冰箱被发明之前，我们永远都不确定是否储备了足够食物度过寒冬直到春天来临。就是现在，冬季也给不少国家带来很多困难。那些困在大雪之中的人，心中怀着真切的恐惧，害怕自己活不下来，正如那些困在水中的人害怕自己会被淹死一样。哪怕我们是强健的游泳好手，为了不被淹死，也需要奋力拼搏，在险恶的激流中，我们竭力使头保持在水面之上使自己不致被水吞没。

这份害怕沉下去的恐惧表现在水行人的声音中，有一种不安的颤抖，称其为"呻"声。水所主的两个脏腑发散到皮肤的颜色为蓝色，可以是透明的蓝或者深蓝。

在自然界，动物不能流露出恐惧，因为一个惊恐之中的动物会立刻吸引注意而遭受攻击。同样，水行人也常常隐藏自己的恐惧感，以向自己和周围人证明自己并不害怕。恐惧只有在他们忽然凝固不动时可能会表现出来，就像一只兔子被车灯罩住一样，一动不动、全身僵硬，跟流动的水全然相反。恐惧也可能从突然的动作中或者眼睛快速地扫视中显示出来，极快地左右扫视是为了确保自己的安全。

水最需要的是得到保障：无论发生什么，自己的生存能得到保证。五行针灸师会发觉自己对某个患者一直在用安抚的口气说话，事后才会意识到：原来自己一直在试图减轻患者潜藏的那份恐惧。

病案

一患者因严重的腰痛和膝盖不利而求治。较常人多汗，因脚汗甚多而有脚气。职业为建筑工人，常搬重物。

我诊断其主导一行为水。

每到下午他就觉得非常疲倦(水的流注时辰内),因为水的失调在这个时段最为突出,腰痛也是在下午更严重些。

第一次见面时,我注意到他整个身体都显得十分紧张,肌肉似乎完全收紧。从他所说的来看,腰痛始于他自己开公司之后,"所有事情都靠我一个人撑着"。显然,因为独自承担这么多的责任,他感到恐慌,这使他失去了水赋予我们的流畅与自如,腰部紧张,膝盖嘎吱作响。他需要很多保证来让自己相信一切都会好起来——这是水最大的渴望。

后来发现他还喝很多咖啡和茶,而极少喝水,身体其实需要水来濡润,后背的僵硬和膝盖作响表明他水失濡润。他比其他人更需要多饮水,因为膀胱与背有特殊关系,膀胱经从头后部经过整个后背至大腿、膝而止于小脚趾。

治疗包括取肾和膀胱二经的穴位来扶持水,以减轻他内心的恐惧——有一天可能会因为腰痛而无法工作。心情放松后其身体也逐渐放松,腰痛慢慢减轻了,双膝也灵活起来。身体力量的增强使他比以前站得直一些,搬重物时身体更灵活而不致受伤。

我建议他少喝茶和咖啡而多饮水,水液吸收的改善促进了体内的津液平衡,脚汗明显减轻。

随着治疗的进展,他的水之行越来越平衡,他也能越来越好地应对工作的压力。他意识到自己不能再继续单枪匹马地干活了,否则腰部还会再受伤,因此决定雇一个年轻的助手帮着干重活。有了这个帮手,也意味着生意不必完全依靠他的身体,这也减轻了他生怕自己垮掉的担忧。

治疗开始时,他给我的印象是被困住或被冻住的水。几次治疗后,他变成了在河床上自由流淌的水,轻松地绕过障碍。现在他是奔流的水,这是所有水行人的渴望。

第二十章　水

第二十一章

五行的相互关系

　　前面我们已经看到，以五行命名的不同体质的人，有不同的需求，对生活的要求有不同的反应。现在再来看看我们怎样来顾及周围人的不同需要，自己又有些什么样的反应。我们会看到有关五行的知识如何能够更好地帮助我们理解与他人的关系。

　　我们与人的接触始于幼年，最初是同自己的父母、家人，长大后，交往的圈子渐渐扩大，有了朋友、配偶、同事等。在所有这些交往过程中，我们得学会调整自己，以便能和那些跟我们不一样的人轻松相处。

让我们静下来想想身边最近的人。我们无法选择自己的家人，但可以选择朋友和配偶。如果仔细观察，会惊异地发现，我们更会去接近那些跟自己性格不同的人，那些能以某种方式激活我们的人。吸引我们的似乎正是他们有别于我们自己的地方。从五行的角度看，我们喜欢在交往过程中其他五行带来的挑战。我理解这可能是人类增加物种多样性的一种方式，就像一个园艺师会对各种不同植物进行嫁接来增加品种。

你可能会吃惊地发现，你的朋友圈里有各种各样的人，你从每个朋友那里得到不同的东西，可能一个朋友很能与你感同身受，另一个总让你大笑，还有一个总推动你去做一些你认为自己做不到的事。每个朋友都以不同的方式给予你不同的东西。

选择配偶时也同样如此。就像朋友，配偶也会丰富我们的人生——希望我们的选择是明智的，否则会使我们的生活更狭隘。如果我们选择能激励自己、使自己的生活更丰富的人，那么我们常常会发现所选择的这个人，其素体一行多半与我们自己不同。

与人相处的能力取决于我们幼年及童年的家庭关系，以及这些关系是否和谐、是否有助于我们的成长。一个人的早年生活可能给予了他自由成长并拥有独特个性的空间，也可能因家庭环境，阻碍、限制其心灵的成长，使其不得不随时隐藏自己的情感。一个人在童年时代，自由成长的空间越大,五行的能量越能够更好周流灌溉其身心,这种良性的能量使其在今后与人相处中,能够更理智、客观地做出判断。这一平衡状态也使我们在择偶和交友中,选择那些最互补、最适合自己,最能帮助自己成长进步的人。

从前面的介绍中我们已经知道,人的各种需要和个人潜力与素体一行密切相关。那些以水为素体一行的人,需要生活有某种程度的安全感和确定性,因而很可能会去寻找那些能给予安全感的人。但是,如果水行失调,他可能寻求一种带有冒险意味的关系(水主恐,当水失衡时,反而容易受危险处境的吸引)。

平衡时,我们寻求的是有助于自己成长的关系,用五行语言来说,这种关系能增强我们的素体(主导)一行,使其能够更好发挥。

在一个理想世界里,如果所有人都是平衡协调的,人与人的关系会像下图所示:

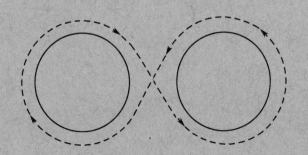

每个人都能保持自己的完整和独立（体内的五行自由流畅地循环），同时还能包容他人。

而在现实生活里，因为各种压力，这个画面往往会变形。首先我们自己可能不是那么完美，而遇到的人也各有他们的问题，所以人与人的关系更像下图：

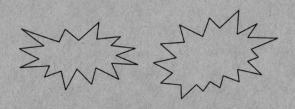

此时，两个人的关系不融洽了，各自的刺伤到对方，极端情况下，会使两个人决裂（如令人心烦的离婚、与父母或子女反目等）。不太严重时，我们可能学会容忍他人带刺的地方，假使对方也能容忍我们的问题，在时间的帮助下，加上双方共同的心愿和克己的努力，这些带刺的边可能会渐渐磨得光滑而接近一个圆，正像一些夫妇经历一段艰难的磨合之后，关系更密切，或者我们同朋友争执后双方都愿意给予彼此更多宽容。

一旦父母一方或双方身上带"刺"，就会给子女的成长留下很多"伤痕"，因为父母会把自己那些未遂的需求强加给孩子，从而影响他们的成长。

也难怪，在这个复杂的世界里，人与人之间出现问题的概率实在是太大了。因此，当发现通过理解五行有各自不同的需要,而令我们更能宽容待人时,确实令人鼓舞。哪怕稍稍懂得为什么他人有别于自己,我们便不会为此感到紧张,而会给他人更多空间,使其感到自在。

五行针灸能够帮助我们渐渐磨平自己身上的"刺",使其减少伤害朋友和父母亲人。来接受治疗的患者常常发现,当自己好起来时,原来所面临的各种人际关系问题(家庭、朋友、工作等)也都不再那么严重了,因为他们变得更懂得自己和他人,更能理解他人的需要,多一份宽容,便少了一份冲突。

第二十二章

针灸与西医

至此，读者们可能开始明白中医对疾病和健康的认识，以及诊断和治疗的方式与西医有着极大差异。不过，我们看到这两种全然不同的医学体系正日益彼此尊重而共存。

尤其在当今化学治疗及外科手术费用日益昂贵的情况下，针灸对西方未来的卫生保健事业有着重要意义。因为其花费甚少而疗效卓著，而其副反应，与成功率相较，实在微乎其微。

针灸同时还强调患者积极参与治疗的重要性，鼓励患者把握自己的健康。诊断和治疗是在医患双方相互配合下完成,良好的医患关系也是针灸大受欢迎的原因之一。

针灸所取得的疗效越来越被西医所关注,已有确凿文献报道针灸对疼痛的效力,对减低化疗、放疗副反应的效力等。现在护士亦使用针灸助产。

然而,针灸真正的意义在于能够治疗西医无能为力的多种疾病,而这个疾病谱正日益扩大,常常连确切病名也没有。西医对此只能摇头,而以中医——五行的眼光看,这些疾病不是谜,都是五行失衡的表现。

病起时尽早治疗可以防止疾病进一步发展加重,而不至于病重了以后都挤在医院里。五行针灸作为治未病的有效方法,尚未得到医学界和公众的足够认识。然而,我预言:治未病正是针灸大显身手之处,也是其造福人类健康的重要贡献之处,其终将得到广泛认可。

当针灸进入西方主流医学时,其与西医的合作将日益深入。

图书在版编目（CIP）数据

五行针灸简明手册 /（英）诺娜·弗兰格林著；龙梅译 .
— 北京：中国中医药出版社，2017.4（2018.4重印）

ISBN 978 - 7 - 5132 - 4063 - 5

Ⅰ . ①五… Ⅱ . ①诺… ②龙… Ⅲ . ①针灸疗法—手册
Ⅳ . ①R245-62

中国版本图书馆 CIP 数据核字（2017）第 051043 号

Copyright © Nora Franglen 2001, 2007, 2014
吟龙出版社（Singing Dragon, Jessica Kingsley Publishers）2014 年
在英国和美国出版
出版社地址：73 Collier Street, London, N1 9BE, UK
出版社网址： www.jkp.com
版权所有
中国印刷

中国中医药出版社出版

北京市朝阳区北三环东路 28 号易亨大厦 16 层
邮政编码 100013
传真 010 64405750
廊坊市三友印务装订有限公司印刷
各地新华书店经销

开本 710×1000 1/16 印张 6.5 字数 57 千字
2017 年 4 月第 1 版 2018 年 4 月第 2 次印刷
书号 ISBN 978 - 7 - 5132 - 4063 - 5

定价 35.00 元
网址 www.cptcm.com

社长热线 010 64405720
购书热线 010 64065415 010 64065413
微信服务号 zgzyycbs

书店网址 csln.net/qksd/
官方微博 http://e.weibo.com/cptcm

淘宝天猫网址 http://zgzyycbs.tmall.com